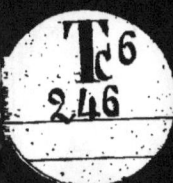

RECHERCHES THERMOMÉTRIQUES

SUR

LA CLIMATOLOGIE DU MIDI DE LA FRANCE

ET EN PARTICULIER SUR NICE COMPARÉ A LYON

AVEC DES APPLICATIONS A L'HYGIÈNE DES MALADES ET DES TOURISTES

PAR

J.-E. PÉTREQUIN

CHEVALIER DE LA LÉGION D'HONNEUR
Ex-chirurgien en chef de l'Hôtel-Dieu de Lyon, etc.

PARIS

TYPOGRAPHIE N. BLANPAIN

7, RUE JEANNE, 7

1875

RECHERCHES THERMOMÉTRIQUES

SUR

LA CLIMATOLOGIE DU MIDI DE LA FRANCE (*).

La première question qui se présente est celle-ci : pourquoi, l'été, dans le Midi, n'est-il pas aussi chaud que tendrait à le faire supposer la température relativement élevée de ses hivers ?

Quand on est allé passer la mauvaise saison dans quelque localité privilégiée du littoral français de la Méditerranée et qu'on y a joui de cette douce et tiède température qui règne d'ordinaire pendant les mois d'hiver, on est quelque peu étonné d'entendre dire que, durant l'été, on y souffre moins de la chaleur que dans beaucoup de villes du centre de la France. On hésite à admettre que ce soleil, si brillant et si chaud dans la période hivernale, ne vienne pas dans la période estivale produire un été tropical ! Et cependant tous

---

(*) Extrait d'un ouvrage inédit de M. le docteur Pétrequin, actuellement sous presse, intitulé: *Derniers mélanges de médecine et de chirurgie, suivis de fragments de littérature*, un vol. in-8.

les habitants sont d'accord pour infirmer cette conclusion.

Qu'y a-t-il de vrai dans leur dire ? c'est ce que nous allons examiner. Il conviendrait peu, ce me semble, d'étudier la question d'une façon trop générale; elle gagnera à être précisée. Nous allons donc, pour plus de clarté, choisir un lieu particulier, par exemple la ville de Nice, et établir un parallèle avec Lyon. Il sera curieux de voir si le langage de la science concorde avec celui du vulgaire. Cette étude, qui intéresse le météorologiste comme le médecin et les malades, n'a point encore, que nous sachions, été exécutée d'une manière complète, et elle mérite de l'être.

Commençons par établir ce qui se passe à Nice. On trouve à cet égard de précieuses indications dans une intéressante publication que M. Teysseire vient de faire paraître sous ce titre : *Vingt ans (1849 à 1868) d'études météorologiques à Nice* (broch. in-8, avec planches. Nice, 1872). Nous remarquons le résumé suivant de ses observations de 1868 :

	Au soleil	A l'ombre	Différence
Maximum (juillet)	57,5	29,3	28,2
Maximum (juin)	44,5	29,9	14,6
Moyenne	51,6	28,3	23,3

A Lyon et dans sa banlieue, j'ai vu souvent le thermomètre monter très-haut à l'ombre : en 1863, il s'est élevé plusieurs fois à 35 et 36°; en 1870, qui fut une année de sécheresse et de chaleur excessives, je l'ai vu à Fontaines (Rhône), par un vent du sud, monter à l'ombre, de deux à trois heures de l'après-midi, le 10 juillet, à 37 et 38°, et enfin, le 24 juillet, à 41 et à 42° : jamais je ne l'ai revu à cette dernière hauteur vraiment exceptionnelle ; je dois dire que ce jour-là il me fut impossible de rester longtemps dehors ; il semblait qu'on respirait un air aussi brûlant que s'il fût sorti de la gueule d'un four. Au soleil, il marquait 56 à 57°. J'accorderai volontiers que mes instruments n'ont peut-être pas autant de précision que ceux de M. Teysseire, mais il ne peut jamais s'agir que d'un faible écart.

On voudra bien ici remarquer que, si à Nice le thermomètre s'élève au soleil plus haut que chez nous, il descend à l'ombre relativement beaucoup plus bas. De ce phénomène découlent plusieurs corollaires importants.

Le premier va constituer une heureuse application à l'hygiène : ainsi, quand on passe de l'ombre au soleil, on éprouve une chaleur intolérable, qui peut occasionner et qui occasionne en effet des accidents : aussi, pour n'en pas souffrir, sent-on le besoin de se protéger avec une ombrelle de toile blanche ou grise, doublée de bleu ou de vert ; et je puis dire que, pour les malades surtout, c'est une précaution salutaire que les médecins ne sauraient trop recommander à ceux de leurs clients qu'ils envoient dans les stations hivernales du littoral méditerranéen. Les touristes eux-mêmes en ont reconnu les avantages, et c'est grâce à eux que l'adoption de l'ombrelle par les hommes tend à devenir d'un usage général en France. Il faut ajouter que, dans le Midi, c'est une précaution hygiénique nécessaire en tout temps ; car, même en hiver, on a à se garantir d'un soleil ardent (1) ; ainsi nous voyons dans les tableaux de M. Teysseire, qu'à Nice, il fait monter le thermomètre à 36°, 9 en moyenne, et même à 43, 5 au maximum.

Un autre corollaire, qu'il est bon de ne pas oublier, concerne spécialement les organes respiratoires : nous venons de voir ce qui advient quand on passe de l'ombre au soleil ;

(1) J'ai pu moi-même constater le fait de nouveau sur les lieux dans les mois de janvier, février et mars 1875, bien que, cette année, l'hiver n'ait pas été aussi beau que d'habitude : on ne pouvait se passer d'ombrelle pour se protéger contre les rayons du soleil, quand le ciel était pur.

quand, au contraire, on passe du soleil à l'ombre, ce sont des malaises d'un autre ordre. L'énorme différence qui existe entre les deux températures réclame des soins tout particuliers : ce n'est pas impunément qu'on braverait de pareilles transitions, pour peu que l'organisme fût ou même ait été lésé. Il suffit de savoir que l'écart, en été, est de 23°, 3 en moyenne, et, chose digne de remarque, il est le même en hiver, 23°, 6 en moyenne (Teysseire). Qu'on juge combien peuvent en souffrir les personnes qui ont la poitrine délicate, ou qui sont atteintes d'une affection catarrhale, ou qui portent une phthisie même commençante. Et ici les conseils les mieux formulés ne peuvent presque rien par eux-mêmes pour préserver des rhumes, des angines, des coryzas ou de l'aggravation des états morbides préexistants ! Il fallait un moyen qui permît de réaliser efficacement ces conseils. J'emploie dans ce but, comme plusieurs de mes confrères de Lyon, un instrument inventé par M. Ferrand, pharmacien de notre ville. Je veux parler du *spirotherme métallique*, qui fait l'office d'un cache-nez calorifère ; il tamise l'air extérieur, le réchauffe à son entrée, atténue ainsi les transitions, et fait disparaître le danger inhérent au passage du soleil à l'ombre, comme on est à chaque instant obligé de le faire quand on se promène et qu'on va d'un quartier à un autre ou d'une place à une rue. Ce n'est pas et ce ne peut pas être une chose indifférente que d'entrer brusquement et à plusieurs reprises dans une atmosphère qui est plus basse de 23° (2).

(2) « Pouvoir donner continuellement de l'air chaud et renouvelé, quelque variée et basse que soit la température ambiante, tel est le premier résultat que j'apporte : faire l'application de ce moyen aux maladies respiratoires pour lesquelles les saisons froides sont très-redoutables ; assurer aux malades la possibilité de sortir librement et de jouir de l'exercice de la promenade, en créant artificiellement pour eux, pendant l'hiver brumeux ou glacial, la température des

Il ne faudrait pas croire que cet écart entre le soleil et l'ombre n'ait que des inconvénients ; il a aussi des avantages, et les Niçois en ont tiré parti pour les habitations ; ils protègent leurs fenêtres par des persiennes serrées ou des abat-jour qu'ils relèvent en guise de tente, de façon à empêcher l'accès des rayons solaires, sans faire obstacle à l'air frais ou tiède qui arrive ; et quand ces mesures sont bien prises, les appartements sont plus tempérés qu'on n'oserait l'espérer d'après la température extérieure.

Ce phénomène, considéré sous ces divers points de vue, m'a beaucoup préoccupé dans un séjour que j'ai dû faire à Nice, pour cause de maladie, au printemps de 1872 (mars et avril). Quelle en est la cause véritable ? Quel en est le mécanisme ? Quel rôle y joue la brise marine ? Faut-il invoquer d'autres conditions, et lesquelles ? Le problème est complexe. Je me suis appliqué à le décomposer en ses divers éléments, pour mieux les étudier chacun séparément. J'ai commencé par examiner la température de la mer près du rivage et celle de la couche d'air qui lui correspond. Voici des moyennes pour cinq mois de la belle saison ; les observations ont été recueillies par M. Teysseire en 1868, entre onze heures et midi.

	Mer	Air
Avril	14,0 à 17,0	15,2 à 18,0
Mai	17,2 à 23,0	20,5 à 25,5
Juin	22,0 à 24,0	24,0 à 26,7
Juillet	24,0 à 26,0	24,5 à 28,0
Août	23,0 à 25,0	24,0 à 28,0

On voit qu'en général la mer, dans la journée, reste au-

climats les plus heureux, tel est le second ordre d'avantages que présente mon *spirotherme*. » (Ferrand, *Notice*.)

dessous de l'air de 2 à 3° (3). Il est presque superflu de faire remarquer que c'est là une condition heureuse pour empêcher la brise marine de jamais s'échauffer beaucoup. Je suis allé plus loin, et j'ai voulu savoir les rapports de cette dernière avec l'atmosphère de la ville : c'est ce que je représente dans le tableau ci-après :

De 11 heures à midi	Mer	Air du littoral	Thermomètre à l'ombre en ville à 2 heures.	
1868 28 Avril	16,5	17,8	19,8	
— 18 Mai	20,0	21,5	23,5	
— 28 Mai	22,9	25,5	28,9	(Teysseire.)
à 2 heures				
1872 30 Avril	15	21		
— 16 Mai	17	17,8	(Macario et Teysseire)	

Il est manifeste que la brise marine fait pour l'atmosphère de Nice ce que la mer fait pour la brise elle-même, c'est-à-dire qu'elle vient incessamment la tempérer.

Passons à une autre cause de rafraîchissement, je veux parler du coucher du soleil. Le Dante a dit dans la *Divine Comédie* :

> *Nell'ora che non può 'l calor diurno*
> *Intiepidar più 'l freddo della Luna,*
> *Vinto da terra e talor da Saturno.* (Purgator, c. XIX.)

« C'est l'heure où la chaleur du jour qui vient de mourir, vaincue par la froidure de la terre ou celle de Saturne, ne peut plus échauffer le froid de la lune. »

(3) Parfois la température de la mer est égale ou même supérieure à celle de l'air « quand le temps est couvert, ou quand il règne depuis peu un vent relativement froid. » (Teysseire.)

On peut constater un abaissement (4) brusque de plusieurs degrés dans la température, et il s'accompagne d'une abondante chute de serein. Il est bon d'en prévenir les malades : car il y aurait danger pour eux de se laisser surprendre par cette pluie soudaine de rosée.

Le lever du soleil est aussi une cause de rafraîchissement (5), et il se passe alors un phénomène analogue à celui que nous venons de décrire : ils sont l'un et l'autre si prononcés que la température de l'air peut être rapidement abaissée au-dessous de celle de la mer, comme l'a observé M. Teysseire : « Avant le lever et après le coucher du soleil, la mer est toujours plus chaude que l'air en toute saison, parce que le refroidissement de ses eaux est beaucoup plus lent que celui de la couche d'air qui leur est superposée. »

Ainsi voilà trois causes importantes de rafraîchissement : 1° la brise diurne de la mer ; 2° le coucher du soleil, et 3° son lever. A Lyon, la première fait complétement défaut ; et il sera démontré plus loin que les deux autres sont tout

(4) Il y a un *premier* abaissement de température qui commence bien avant le coucher du soleil, à partir de 2 à 3 heures. « Je puis dire qu'à partir de 2 heures jusqu'au coucher du soleil, l'abaissement de la température est à Nice, d'après une moyenne de 20 ans, de 2°,3. J'ajouterai que l'abaissement *moyen* de juin, juillet et août est respectivement de 2°, 3 à 2,5 et 5°,4 ; le *minimum*, de 0°,5, et 2° à 2°5, et 0°,3, et le *maximum*, de 7°,0, 9°,8 et 7°,9. Ces minima 3, ces maxima se produisent toujours un jour de pluie ou d'orage, parce qu'en ces circonstances la marche de la température est troublée. » (Note communiquée par M. Teysseire.)

(5) Il faut en outre tenir compte du rafraîchissement de l'air qui s'opère dans la nuit. « Le refroidissement de l'air pendant la nuit, du coucher au lever du soleil, est, d'après 20 ans d'observations, en moyenne de 3°,3 ; au minimum de 0°,3 et au maximum de 7 à 8° ; mais ces maxima sont rares. » (Note communiquée par M. Teysseire.)

à fait impuissantes, dans les grandes chaleurs, pour rafraîchir suffisamment notre atmosphère.

A l'égard de Nice, j'ai cherché, à l'aide d'une expérience particulière, à rendre pour ainsi dire palpables les deux conditions météorologiques qui sont en lutte incessante pour constituer son climat. Je suis monté m'installer sur la terrasse du château, à environ 100 mètres au-dessus du niveau de la mer (hauteur réelle, 92 m. 53). L'expérience eut lieu de deux à trois heures ; c'était par un beau jour de la fin d'avril, le ciel n'avait pas de nuage ; le soleil était étincelant ; d'un côté, j'étais calciné par ses rayons ardents ; de l'autre, je recevais avec bonheur une fraîche brise marine : je voulus faire la part à chacun, et voici comment je m'y pris : d'abord je me garantis de la brise, en me blottissant derrière un banc de bois et une balustrade en pierre, et à l'abri de mon ombrelle inclinée, je recevais tous les rayons du soleil, qui oscilla de 46 à 47°. Je n'aurais pu supporter longtemps son action brûlante. — Or, qu'on veuille bien considérer avec moi ce qui se passe ici : voilà une masse d'air, d'une épaisseur d'environ 100 mètres, incessamment pénétrée et réchauffée par un nombre indéfini de rayons lumineux et calorifiques, qui tombent de haut en bas, plus ou moins obliquement sur le sol, avec une température de 46 à 47°. Cette masse, que je suppose immobile, pour ne pas compliquer la question d'une série de calculs, représente l'atmosphère où l'on se meut, l'été, avec une chaleur qui peut s'élever beaucoup plus haut (6).

Restait à faire une expérience analogue pour la brise

---

(6) L'été, pendant que le thermomètre s'élève, l'air offre à Nice une grande sécheresse ; et alors ce qui paraît fatiguer sensiblement les personnes qui ont la gorge, la trachée et l'origine des bronches plus ou moins irritables, c'est surtout la poussière que le vent enlève du sol et répand sans cesse dans l'atmosphère.

marine. Je me protégeai de mon mieux contre le soleil, en me cachant sous l'ombre épaisse d'un arbre et sous mon ombrelle. Le matin j'avais pris un bain de mer; l'eau était à 16°. La brise qui soufflait alors oscilla de 18 à 19 et même 20° : elle avait une vitesse qui me parut à peu près double de celle d'un vent ordinaire, c'est-à-dire qu'elle devait parcourir plus de 200 mètres à la minute, soit 1 kilomètre en moins de cinq minutes.

Or, prenons une moyenne de 19°, et considérons quel rafraîchissement doit produire un courant rapide de brise, de 100 mètres de profondeur, qui pénètre incessamment la couche atmosphérique réchauffée par le soleil comme on vient de le voir, et lui apporte sans cesse une température plus basse de 27 à 28°. Certes, voilà une cause puissante pour empêcher les étés d'être aussi chauds dans le Midi qu'on est porté à le croire et qu'ils le seraient effectivement sans la brise de mer et sans l'influence du lever et du coucher du soleil.

A Lyon et dans la banlieue, le thermomètre ne s'élève pas, il est vrai, aussi haut que dans le Midi; mais nous n'avons rien qui vienne efficacement tempérer ni la chaleur du jour, ni celle de la nuit; sous le soleil ardent de juin, de juillet et d'une partie d'août, l'air se trouve tellement réchauffé que le léger abaissement qui se produit au crépuscule ne suffit point pour rafraîchir l'atmosphère, qui reste chaude toute la nuit; l'aurore n'a, comme le crépuscule, qu'une action insuffisante dont l'intensité des rayons solaires a d'ailleurs fait bien vite disparaître l'influence éphémère. Le reste du jour se passe dans des conditions thermométriques dont nous allons essayer de rendre compte. Prenons pour sujet d'étude l'air qui nous arrive du Midi; le point de départ sera non pas Marseille, pour n'avoir pas à nous préoccuper du voisinage de la mer et de son influence, mais Avignon ; nous supposerons une température de 30 à 31°, ce qui, certes, n'a rien d'exagéré ; le courant d'air aura une vitesse égale à celle que nous avons assignée à la brise marine de Nice. Dans les 80 kilomètres qu'il aura à parcourir d'Avignon à Montélimart, il rencontrera des terres arides et brûlantes, propres à lui renvoyer du calorique, en même temps qu'il continuera à être réchauffé et desséché par le soleil. Dans les 150 kilomètres qui séparent Montélimart de Lyon, les choses se passeront à peu près de même ; et voilà comment, à diverses reprises et à plusieurs années d'intervalle, j'ai pu voir, à Fontaines (Rhône), mon thermomètre à l'ombre monter à 36, à 37 et même à 38°. A Nice, j'ai fait voir qu'il y a, pour ainsi dire, deux courants qui se tempèrent ; à Lyon, il n'en est plus ainsi. Les deux villes ont, l'une et l'autre, à des degrés un peu différents, le courant calorifique qui descend plus ou moins obliquement du soleil ; mais, à l'égard du courant horizontal, il y a dissemblance complète : à Nice, la brise marine, bien qu'elle souffle du sud, amène un rafraîchissement notable ; à Lyon, le vent qui arrive du Midi, n'apporte que de la chaleur. Aussi, dans les années très-chaudes, avons-nous vu le thermomètre, dans nos appartements les mieux aménagés, s'élever à 30, 31, 32° et même davantage. C'est qu'on ne peut que très-difficilement se défendre des fortes chaleurs dans les lieux où, pendant la saison estivale, le lever et le coucher du soleil n'exercent qu'une action presque insignifiante et où, le jour, rien ne remplace la brise marine.

Je veux, en terminant, rappeler l'attention sur un phénomène qui a une grande portée, c'est l'écart thermométrique entre le soleil et l'ombre : nous avons vu qu'à Nice il est en moyenne de 23°,3, et qu'il peut aller jusqu'à 28°,2. Nous allons établir par des chiffres qu'à Lyon il est très faible en général, et l'on devine que c'est un désavantage pour notre climat d'été. M. le professeur Lafon, président de la Commission météorologique du Rhône, qui a pris intérêt à mes recherches, a bien voulu, à ma prière, instituer à cet égard des expériences dont il a formé un tableau pour 1872 et 1873 (7). J'en extrais les résultats que voici :

		Au soleil	A l'ombre	Différence
1872	30 Juin	32	30,1	1,9
—	23 Juillet	34,6	33	1,6
—	28 Juillet	35,4	33,7	1,7
—	18 Août	33	27,1	5,9
1873	22 Juin	35,2	30,2	5
—	5 Juillet	34	30,6	3,4
—	6 Juillet	33	32,9	0,1
—	29 Juillet	30,5	25,5	5

On voit qu'ici l'écart n'est guère que de 1 à 5 ou 6°, et dès lors, en se remémorant tout ce qui précède, on s'explique pourquoi la température extérieure a tant de tendance à

(7) Observations thermométriques.

		Place Louis XVI au soleil de midi à 2 heures	A l'observatoire à l'ombre		humidité relative
			minima	maxima	
1872	23 Juin	35	18,2	30,5	65/00
—	27 Juin	29	13,0	23,2	60
—	29 Juin	33	15,4	30,0	56
—	30 Juin	32	17,0	30,1	63
—	11 Juillet	32	17,3	30,6	50
—	23 Juillet	34,6	20,0	33,0	47
—	24 Juillet	35	20,8	32,2	47
—	28 Juillet	35,4	21,8	33,7	58
—	18 Août	33	15,9	27,1	65
1873	22 Juin	35,2	19,3	30,2	66
—	24 Juin	31,5	17,1	25,0	70
—	3 Juillet	34	14,7	28,9	62
—	5 Juillet	34	19,0	30,6	68
—	6 Juillet	33	18,1	32,9	65
—	20 Juillet	30,5	14,2	25,5	57

s'équilibrer dans nos appartements; pourquoi il nous est si difficile, dans les étés brûlants, d'y obtenir et d'y maintenir une fraîcheur relative ; pourquoi nos nuits de juillet restent chaudes et fatigantes ; pourquoi enfin l'ombrelle procure moins de soulagement que dans le Midi, etc. Combien nous sommes loin des heureux effets produits par le puissant courant horizontal de la brise diurne de mer, représentant un immense fleuve d'air frais, profond de plus de 100 mètres, large de plusieurs lieues, et se déversant avec rapidité sur la ville de Nice, qui est étalée près du rivage dans une étendue d'environ 3 kilomètres (8) !

Un faible écart thermométrique entre le soleil et l'ombre persiste l'hiver et s'accompagne de phénomènes d'un autre ordre : le soleil est devenu faible et languissant ; ce ne sont plus ces rayons éclatants et cette chaleur pénétrante que nous venons de signaler. L'ombrelle, qui se porte alors dans le Midi, serait chez nous inutile et ridicule. Le soleil, d'ailleurs, ne paraît pas tous les jours ; il n'est pas étonnant que, dans ces conditions, l'humidité prédomine pendant l'hiver. J'ai, dans mon *Essai sur la topographie médicale de Lyon*, établi par des chiffres que « la saison la plus humide est l'hiver représenté par 421 ; l'été n'a que 295. » (Voyez Pétre-

---

(8) A côté de ces heureuses conditions, il est fâcheux d'avoir à signaler une cause grave d'insalubrité : on sait qu'à Nice la rivière du Paillon sépare la vieille ville de la nouvelle ; on a eu la malencontreuse pensée de déverser dans son lit la plupart des égouts ; or le Paillon, qui est un torrent, ne coule à pleins bords qu'après les grandes pluies et les orages plus ou moins prolongés, ce qui est assez rare ; le reste du temps, ce n'est qu'un filet d'eau ; il en résulte que, les égouts y versant sans cesse leurs produits, il s'en exhale des odeurs infectes, on ne peut plus désagréables sous la moindre action du soleil, même l'hiver ; ces odeurs pestilentielles sont un danger permanent pour la santé publique. Un état de choses aussi insalubre réclame une urgente réforme dans l'intérêt de l'hygiène.

quin, *Mélanges de chirurgie et de médecine*, 1 vol. in-8, 1870.)

Les quatre mois les plus hygrométriques sont novrembe, décembre, janvier et février. Je me crois autorisé à conclure, comme je le faisais alors : « Une déduction d'une certaine importance pour la médecine, c'est que, lorsqu'on se propose d'envoyer, l'hiver, dans le Midi, des malades dont la constitution est délicate, il conviendra qu'ils partent dès le mois de novembre, et qu'ils ne reviennent qu'après le mois de février. » (*Ibid.*, p. 36.) Cette conclusion est d'autant plus prudente que les maxima hygrométriques s'étendent parfois d'octobre à mars (*ibid.*, p. 54). Dans le Midi, il en est tout autrement : les observateurs s'accordent à dire que « contrairement à ce qui se passe dans les régions plus septentrionales, l'hiver et le printemps sont à Nice plus secs que les autres saisons. » (Macario, *Du climat de Nice*, 1862, p. 76.)

On ne s'étonnera pas non plus, d'après ce qui précède, que notre ciel soit brumeux l'hiver : la plus grande fréquence des brouillards se rencontre dans les mêmes quatre mois où prédomine l'humidité : ce que je puis, en me fondant sur neuf années d'observations (1854 à 1862), représenter par les chiffres suivants : février, 80 ; novembre, 109 ; décembre, 110 ; et janvier, 147. (Pétrequin, *ibid.*, p 55) ; on répétera avec nous que « c'est une nouvelle confirmation de l'utilité des conseils donnés plus haut de faire partir de bonne heure et de faire revenir tard les malades qu'on envoie l'hiver dans le Midi, afin de les soustraire aux influences fâcheuses des brouillards durant ces quatre mois (Pétrequin, *mélanges*, p. 41).

A Nice, les brouillards sont très-rares ; on les signale en moyenne dix jours par an (Macario, *op. cit.*, p. 40) ; ils sont d'ailleurs bien différents des nôtres : ce n'est qu'une vapeur légère et transparente.

Il est vrai que chez nous ils tendent à diminuer beaucoup

depuis les heureuses et profondes transformations qu'on a fait subir à Lyon depuis quarante ans : mais nous restons encore loin de cette moyenne que nous pourrons difficilement atteindre.

La science pourra-t-elle faire davantage? on doit l'espérer; car elle n'a pas dit son dernier mot sur les réformes hygiéniques.

Paris-Vaugirard. — Typ. N Blanpain, 7, rue Jeanne.

www.ingramcontent.com/pod-product-compliance
Lightning Source LLC
Chambersburg PA
CBHW070221200326
41520CB00018B/5740